Tumbuhan Herbal Tradisional Untuk Pengobatan Penyakit Mental Spiritual Dari Hutan Pegunungan Nusantara

by

Jannah Firdaus Mediapro

Cyber Sakura Flowers Labs

2024

Jannah Firdaus Mediapro & Cyber Sakura Flower Labs

Jannah Firdaus Mediapro & Cyber Sakura Flower Labs

Publishing

2024

Jannah Firdaus Mediapro & Cyber Sakura Flower Labs

Prologue

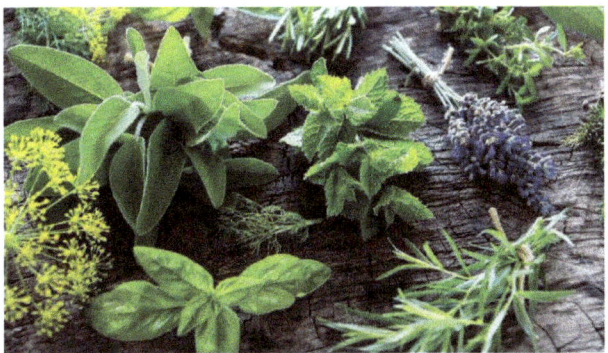

Sejarah penggunaan tumbuhan herbal dalam pengobatan tradisional di Indonesia telah berlangsung selama ribuan tahun. Tanaman obat telah digunakan oleh nenek moyang kita sebagai cara alami untuk mengobati berbagai penyakit, termasuk penyakit mental dan spiritual.

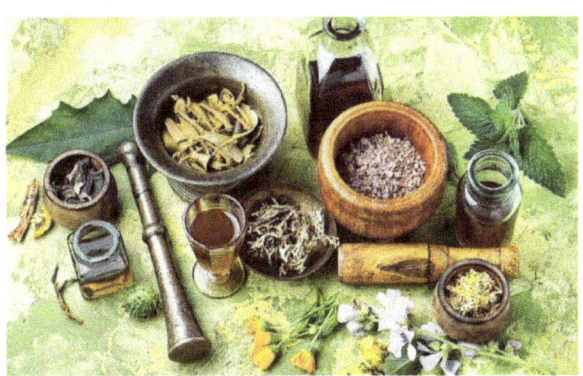

Seperti stres, depresi, cemas berlebihan dan keinginan melukai diri sendiri serta juga bermanfaat untuk memperkuat kesehatan mental jiwa manusia secara bertahap.

Penggunaan tumbuhan herbal tradisional ini didasarkan pada pengetahuan yang diturunkan secara turun-temurun dan pengamatan terhadap efek yang mereka berikan oleh para ahli tabib pengobatan herbal tradisional.

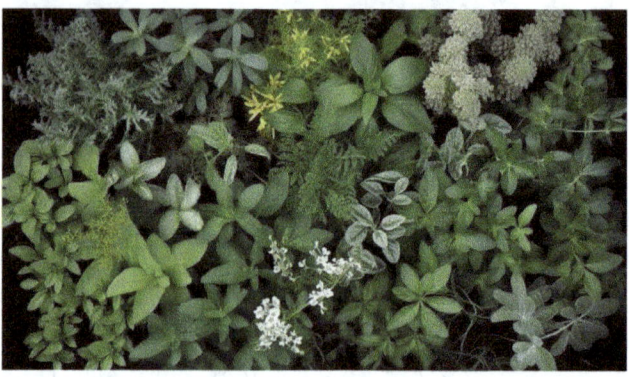

Berikut adalah daftar lengkap tumbuhan herbal yang digunakan dalam pengobatan tradisional penyakit mental dan spiritual di Indonesia beserta khasiatnya yang berasal dari hutan pegunungan nusantara warisan nenek moyang:

1) Mengkudu:

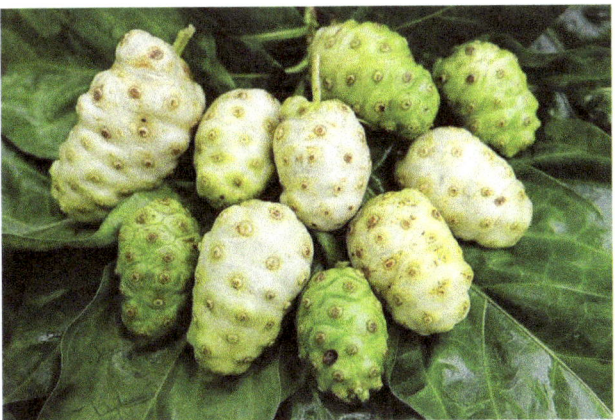

Buah Mengkudu memiliki khasiat sebagai antioksidan, meningkatkan sistem kekebalan tubuh, dan membantu mengurangi gejala depresi dan kecemasan serta memperkuat Kesehatan mental secara bertahap.

2) Jahe:

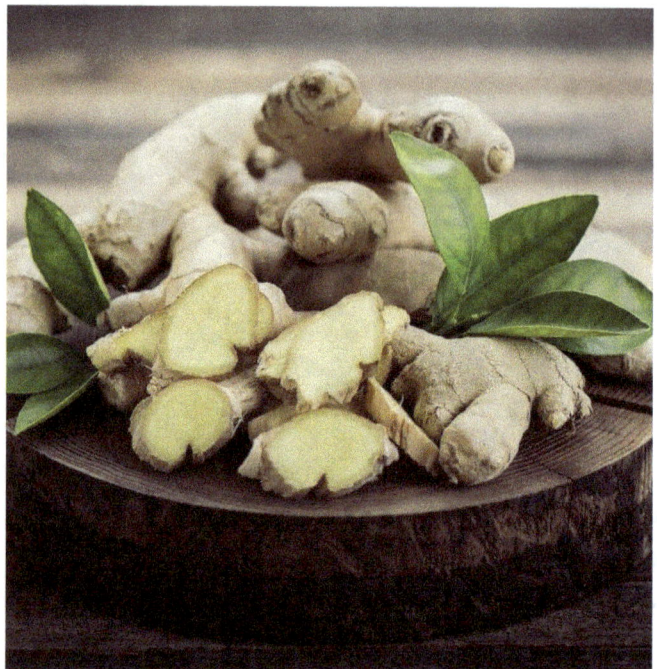

Jahe memiliki sifat anti inflamasi dan dapat membantu mengurangi stres, meningkatkan mood, dan meredakan gejala kecemasan serta memiliki rasa yang unik.

3) Kunyit:

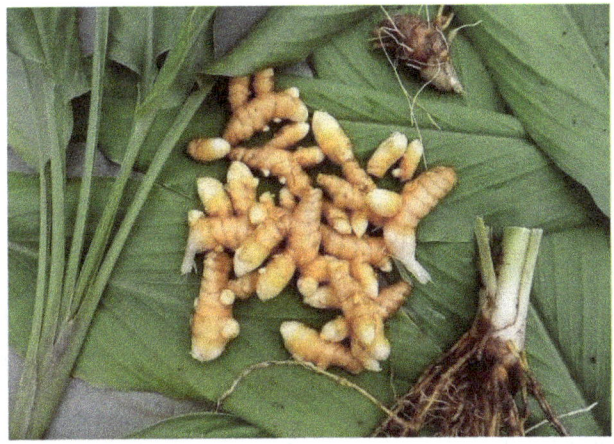

Kunyit memiliki khasiat sebagai antiinflamasi dan antioksidan. Selain itu, kunyit juga dapat membantu meningkatkan kesehatan otak dan mengurangi gejala stress serta depresi secara perlahan.

4) Daun pandan:

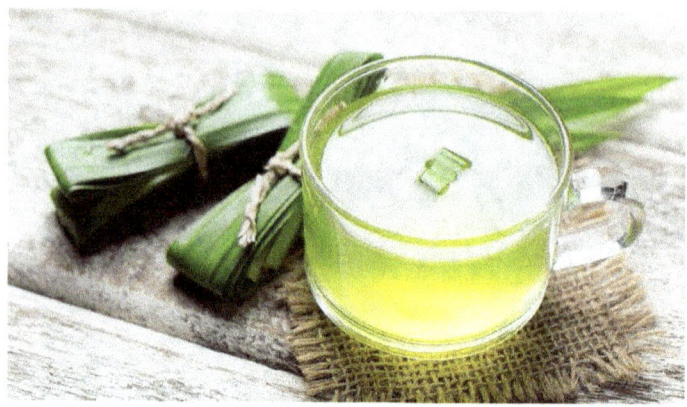

Daun pandan memiliki aroma yang menenangkan dan dapat membantu meredakan stres dan kegelisahan. Daun pandan dapat di rebus dan di jadikan Ter herbal yang ;ezat dan nikmat.

5) Kayu Manis:

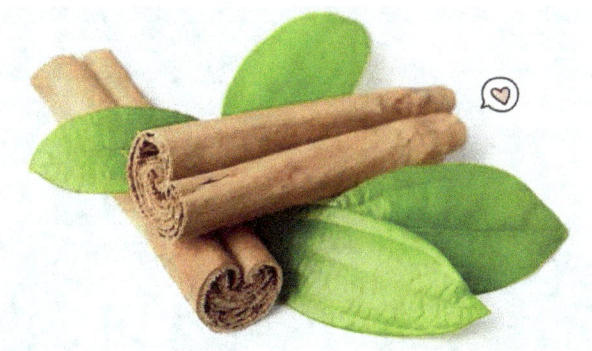

Kayu manis memiliki sifat antidepresan dan dapat membantu meningkatkan mood serta mengurangi kecemasan. Juga dapat memperkuat pemulihan Kesehatan mental spiritual secara bertahap.

6) Daun Dan Bunga Melati:

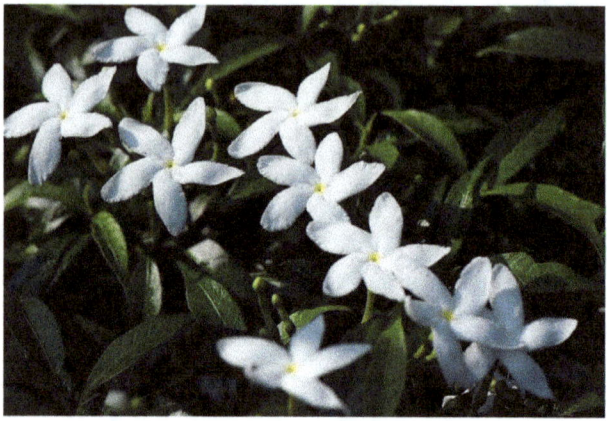

Daun dan bunga melati memiliki aroma yang menenangkan dan dapat membantu meredakan stres, meningkatkan kualitas tidur, dan mengurangi gejala depresi. Sangat lezat dan nikmat untuk di minum sebagai teh herbal tradisional.

7) Daun Kemangi:

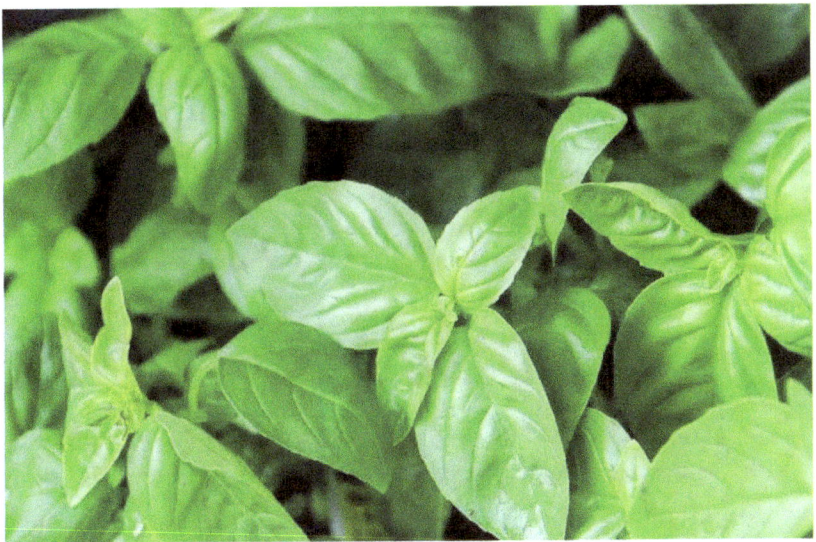

Daun kemangi memiliki khasiat sebagai antidepresan natural alami dan dapat membantu mengurangi kecemasan serta meningkatkan mood menjadi lebih positif.

8) Bunga Lavender:

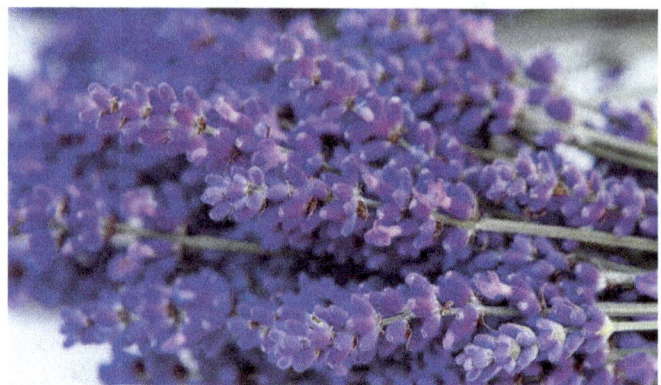

Bunga Lavender memiliki aroma yang menenangkan dan dapat membantu meredakan stres, meningkatkan kualitas tidur, mencegah insomnia dan mengurangi gejala kecemasan.

9) Daun Jambu Biji:

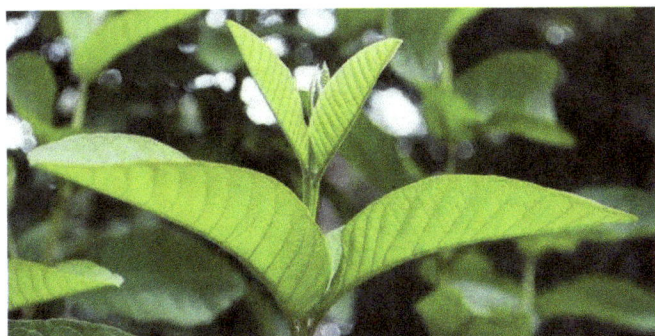

Daun jambu biji memiliki khasiat sebagai antidepresan alami dan dapat membantu mengurangi gejala stress depresi serta meningkatkan mood.

10) Daun Buah Sirsak:

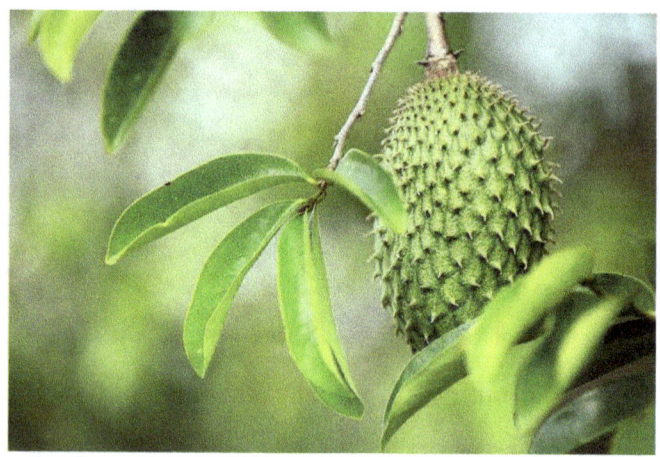

Daun buah sirsak memiliki khasiat sebagai antidepresan dan dapat membantu mengurangi gejala kecemasan serta meningkatkan kualitas tidur secara natural.

11) Bunga Kenanga

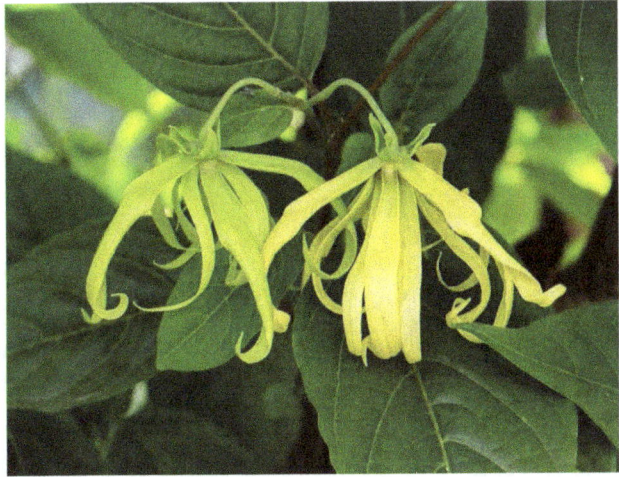

Bunga kenanga memiliki potensi sebagai obat herbal untuk kesehatan mental. Aroma khasnya yang harum dianggap menenangkan dan dapat meredakan stres serta kecemasan. Pemanfaatan minyak kenanga dalam aromaterapi atau pijat dapat meningkatkan relaksasi, mood positif, dan kualitas tidur. Dalam beberapa tradisi, bunga kenanga juga dianggap memiliki energi positif untuk membersihkan pikiran dari energi negatif.

12) Kunci Pepet

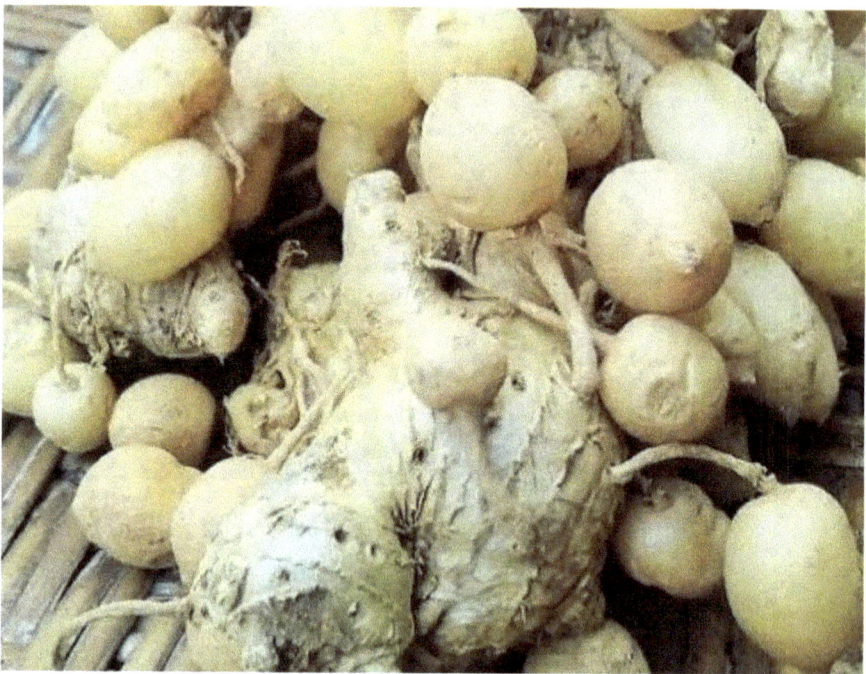

Kunci Pepet diakui dalam pengobatan tradisional untuk mendukung kesehatan mental dan jiwa. Tumbuhan ini dikenal merangsang sistem saraf, meningkatkan konsentrasi, dan membantu mengatasi stres. Penggunaannya dapat memberikan efek menenangkan pada pikiran dan membantu dalam fokus mental.

13) Daun Dewa

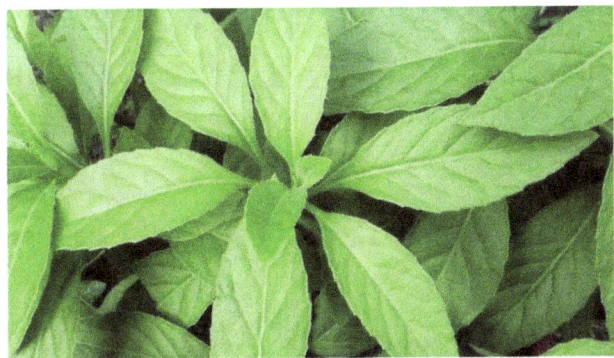

Daun Dewa dikenal dalam tradisi pengobatan Indonesia sebagai tumbuhan yang dapat mendukung kesehatan mental dan jiwa. Dipercaya memiliki sifat pembersih spiritual yang membantu melawan energi negatif. Penggunaan daun dewa sering dikaitkan dengan upaya membersihkan tubuh dan pikiran dari beban emosional.

14) Temulawak

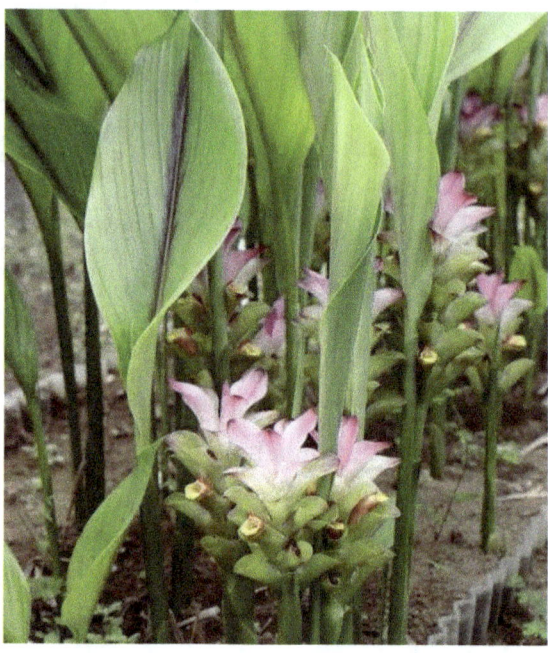

Temulawak (Curcuma xanthorrhiza) terkenal dalam pengobatan tradisional Indonesia untuk mendukung kesehatan mental dan mengurangi gejala depresi. Kandungan kurkumin dalam temulawak memiliki potensi antiinflamasi dan antidepresan. Dipercaya dapat meningkatkan mood, mengurangi stres, dan merangsang sistem saraf. Temulawak juga dikenal sebagai tonik untuk meningkatkan energi dan vitalitas.

15) Lidah Buaya

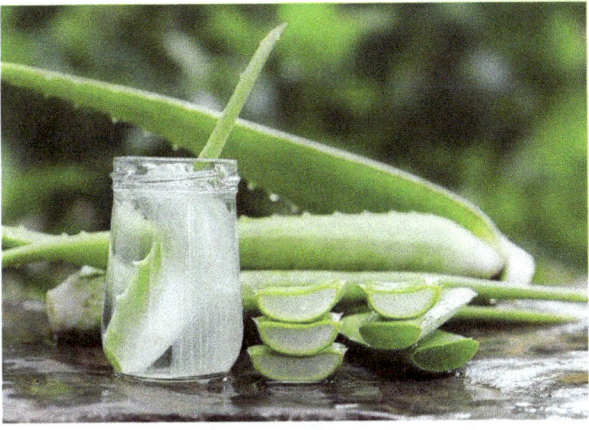

Lidah buaya (Aloe vera) dapat memberikan beberapa manfaat yang mungkin mendukung kesehatan jiwa dan mengurangi gejala depresi. Kandungan antiinflamasi dan antioksidan dalam lidah buaya dapat memberikan efek positif terhadap keseimbangan tubuh. Nutrisi yang kaya, seperti vitamin dan mineral, juga dapat berkontribusi pada kesehatan sistem saraf. Meskipun bukti ilmiah langsung masih terbatas, efek relaksasi dan potensi detoksifikasi lidah buaya dapat membantu mengurangi stres.

16) Serai Wangi

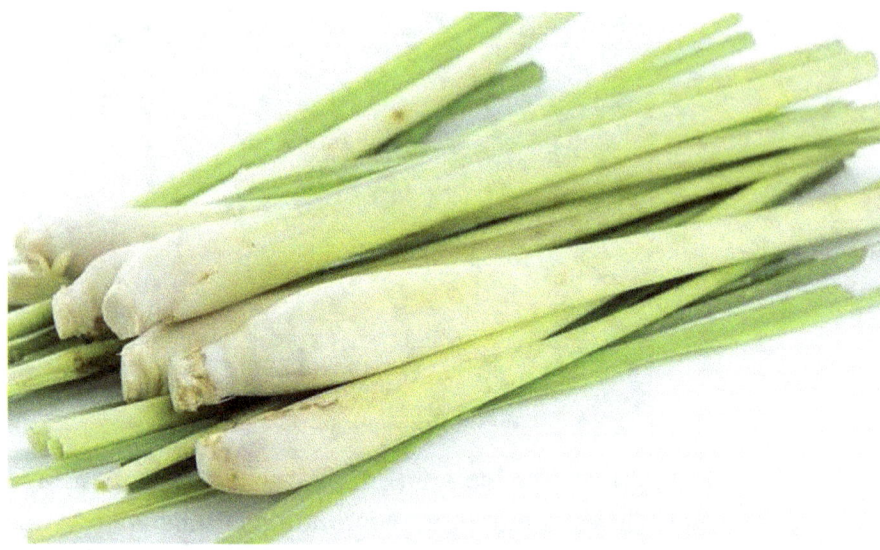

Serai wangi (Cymbopogon citratus) memiliki aroma menyegarkan yang dapat memberikan efek positif pada kesehatan jiwa. Aromaterapi dengan minyak serai wangi dapat membantu meredakan stres, kecemasan, dan meningkatkan suasana hati. Kandungan senyawa seperti citronella dalam serai wangi dapat memberikan efek relaksasi pada sistem saraf, mendukung keseimbangan emosi.

17) Pohon Brotowali

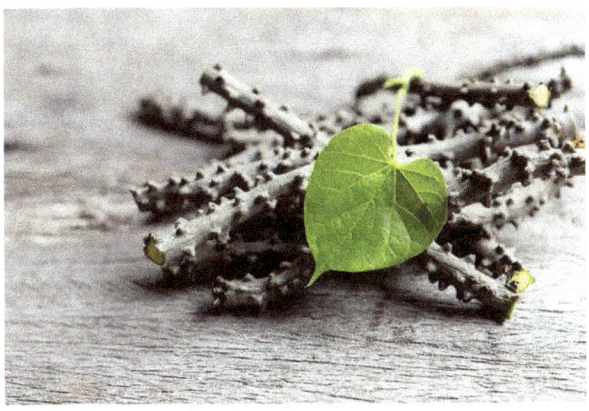

Pohon Brotowali (Tinospora crispa) memiliki potensi manfaat untuk kesehatan mental dan jiwa meskipun penelitian khusus masih terbatas. Beberapa senyawa aktif di dalamnya dikenal memiliki sifat antiinflamasi dan antioksidan, yang dapat mendukung keseimbangan tubuh dan kesehatan mental. Penggunaan tradisionalnya mencakup aspek pembersihan tubuh dan peningkatan energi, yang dapat berkontribusi pada kesejahteraan jiwa.

18) Daun Sambiloto

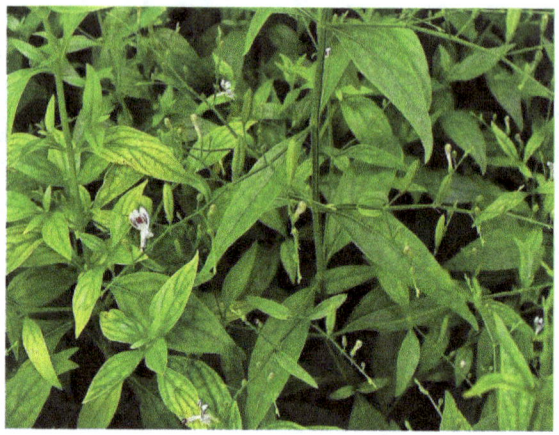

Daun Sambiloto lebih dikenal untuk efek antiinflamasinya dan dukungan terhadap sistem kekebalan tubuh, tetapi beberapa penelitian menunjukkan potensi terapi penunjang dalam kesehatan mental. Sifat anti inflamasi dan adaptogenik Sambiloto dapat memberikan efek positif pada stres dan keseimbangan emosi.

Author Bio

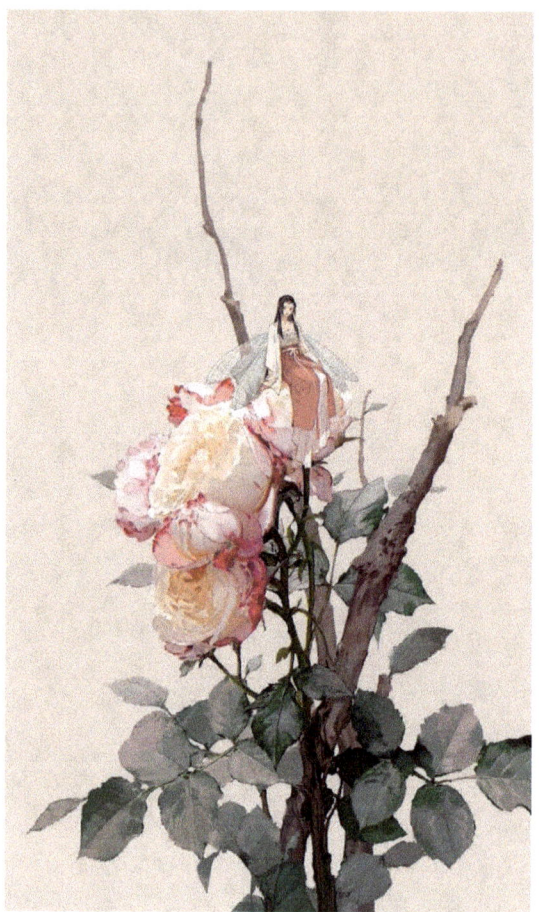

The nameless wandering fragrant wood swordsman from land of illiyin

In Jannah Firdaus Paradise

www.ingramcontent.com/pod-product-compliance
Lightning Source LLC
LaVergne TN
LVHW020143080526
838202LV00048B/3997